Dieses Buch gehört:

NAME:
....

ADRESSE:
....

....

TEL. NUMMER:
....

EMAIL:
....

Was ist passiert?

Titel: ....

Datum: ....

....

....

....

....

....

....

....

....

....

....

....

....

....

....

....

....

....

....

....

....

....

| o Albtraum | o Fantasie | o Alltäglich | o Schlichtweg bizarr |

Was hast du gefühlt?

o Angst	o Frustration	o Verlust	o Wut
o Freiheit	o Trauer	o Liebe	o Panik
o Freude	o Paralyse	o Verwirrung	o Erregung
o Überraschung	o Erniedrigung	o Verwundbarkeit	o _____

Hattest du zuvor schon diesen Traum?

| o Ja | o Nein | o Vielleicht | o Einmal war genug |

Skizze

○ Genau gezeichnet ○ Nah dran ○ Sehr abstrakt ○ Blödsinn

Reflexion & Interpretation

○ Traum verstanden ○ Traum nicht verstanden ○ Später prüfen

Was ist passiert?

Titel: _____

Datum: _____

....

....

....

....

....

....

....

....

....

....

....

....

....

....

....

....

o Albtraum   o Fantasie   o Alltäglich   o Schlichtweg bizarr

Was hast du gefühlt?

o Angst   o Frustration   o Verlust   o Wut
o Freiheit   o Trauer   o Liebe   o Panik
o Freude   o Paralyse   o Verwirrung   o Erregung
o Überraschung   o Erniedrigung   o Verwundbarkeit   o _____

Hattest du zuvor schon diesen Traum?

o Ja   o Nein   o Vielleicht   o Einmal war genug

Skizze

Reflexion & Interpretation

Was ist passiert?

Titel:

Datum:

....

....

....

....

....

....

....

....

....

....

....

....

....

....

....

o Albtraum   o Fantasie   o Alltäglich   o Schlichtweg bizarr

Was hast du gefühlt?

o Angst   o Frustration   o Verlust   o Wut

o Freiheit   o Trauer   o Liebe   o Panik

o Freude   o Paralyse   o Verwirrung   o Erregung

o Überraschung   o Erniedrigung   o Verwundbarkeit   o _____

Hattest du zuvor schon diesen Traum?

o Ja   o Nein   o Vielleicht   o Einmal war genug

Skizze

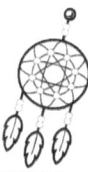

```
[dotted-border box — empty]
```

○ Genau gezeichnet   ○ Nah dran   ○ Sehr abstrakt   ○ Blödsinn

Reflexion & Interpretation

_____

_____

_____

_____

_____

_____

_____

_____

○ Traum verstanden   ○ Traum nicht verstanden   ○ Später prüfen

Was ist passiert?

Titel: ....

Datum: ....

....

....

....

....

....

....

....

....

....

....

....

....

....

....

....

....

o Albtraum   o Fantasie   o Alltäglich   o Schlichtweg bizarr

Was hast du gefühlt?

o Angst   o Frustration   o Verlust   o Wut
o Freiheit   o Trauer   o Liebe   o Panik
o Freude   o Paralyse   o Verwirrung   o Erregung
o Überraschung o Erniedrigung   o Verwundbarkeit   o _____

Hattest du zuvor schon diesen Traum?

o Ja   o Nein   o Vielleicht   o Einmal war genug

Skizze

○ Genau gezeichnet   ○ Nah dran   ○ Sehr abstrakt   ○ Blödsinn

Reflexion & Interpretation

○ Traum verstanden   ○ Traum nicht verstanden   ○ Später prüfen

Was ist passiert?

Titel:

Datum:

....

....

....

....

....

....

....

....

....

....

....

....

....

....

....

....

o Albtraum   o Fantasie   o Alltäglich   o Schlichtweg bizarr

Was hast du gefühlt?

o Angst   o Frustration   o Verlust   o Wut
o Freiheit   o Trauer   o Liebe   o Panik
o Freude   o Paralyse   o Verwirrung   o Erregung
o Überraschung   o Erniedrigung   o Verwundbarkeit   o _____

Hattest du zuvor schon diesen Traum?

o Ja   o Nein   o Vielleicht   o Einmal war genug

Skizze

○ Genau gezeichnet   ○ Nah dran   ○ Sehr abstrakt   ○ Blödsinn

Reflexion & Interpretation

○ Traum verstanden   ○ Traum nicht verstanden   ○ Später prüfen

Was ist passiert?

Titel:
Datum:

....

....

....

....

....

....

....

....

....

....

....

....

....

....

....

....

o Albtraum   o Fantasie   o Alltäglich   o Schlichtweg bizarr

Was hast du gefühlt?

o Angst   o Frustration   o Verlust   o Wut

o Freiheit   o Trauer   o Liebe   o Panik

o Freude   o Paralyse   o Verwirrung   o Erregung

o Überraschung   o Erniedrigung   o Verwundbarkeit   o _____

Hattest du zuvor schon diesen Traum?

o Ja   o Nein   o Vielleicht   o Einmal war genug

Skizze

o Genau gezeichnet   o Nah dran   o Sehr abstrakt   o Blödsinn

Reflexion & Interpretation

o Traum verstanden   o Traum nicht verstanden   o Später prüfen

Was ist passiert?

Titel:

Datum:

....
....
....
....
....
....
....
....
....
....
....
....
....
....
....
....

- ○ Albtraum   ○ Fantasie   ○ Alltäglich   ○ Schlichtweg bizarr

Was hast du gefühlt?

- ○ Angst   ○ Frustration   ○ Verlust   ○ Wut
- ○ Freiheit   ○ Trauer   ○ Liebe   ○ Panik
- ○ Freude   ○ Paralyse   ○ Verwirrung   ○ Erregung
- ○ Überraschung   ○ Erniedrigung   ○ Verwundbarkeit   ○ _____

Hattest du zuvor schon diesen Traum?

- ○ Ja   ○ Nein   ○ Vielleicht   ○ Einmal war genug

Skizze

○ Genau gezeichnet   ○ Nah dran   ○ Sehr abstrakt   ○ Blödsinn

Reflexion & Interpretation

○ Traum verstanden   ○ Traum nicht verstanden   ○ Später prüfen

Was ist passiert?

Titel:
Datum:

....
....
....
....
....
....
....
....
....
....
....
....
....
....

- ○ Albtraum
- ○ Fantasie
- ○ Alltäglich
- ○ Schlichtweg bizarr

Was hast du gefühlt?

- ○ Angst
- ○ Frustration
- ○ Verlust
- ○ Wut
- ○ Freiheit
- ○ Trauer
- ○ Liebe
- ○ Panik
- ○ Freude
- ○ Paralyse
- ○ Verwirrung
- ○ Erregung
- ○ Überraschung
- ○ Erniedrigung
- ○ Verwundbarkeit
- ○ _____

Hattest du zuvor schon diesen Traum?

- ○ Ja
- ○ Nein
- ○ Vielleicht
- ○ Einmal war genug

Skizze

○ Genau gezeichnet   ○ Nah dran   ○ Sehr abstrakt   ○ Blödsinn

Reflexion & Interpretation

○ Traum verstanden   ○ Traum nicht verstanden   ○ Später prüfen

Was ist passiert?

....

....

....

....

....

....

....

....

....

....

....

....

....

....

....

- o Albtraum
- o Fantasie
- o Alltäglich
- o Schlichtweg bizarr

Was hast du gefühlt?

- o Angst
- o Freiheit
- o Freude
- o Überraschung
- o Frustration
- o Trauer
- o Paralyse
- o Erniedrigung
- o Verlust
- o Liebe
- o Verwirrung
- o Verwundbarkeit
- o Wut
- o Panik
- o Erregung
- o _____

Hattest du zuvor schon diesen Traum?

- o Ja
- o Nein
- o Vielleicht
- o Einmal war genug

Skizze

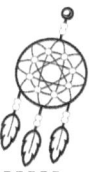

o Genau gezeichnet   o Nah dran   o Sehr abstrakt   o Blödsinn

Reflexion & Interpretation

o Traum verstanden   o Traum nicht verstanden   o Später prüfen

Was ist passiert?

| Titel: |
| Datum: |

....

....

....

....

....

....

....

....

....

....

....

....

....

....

....

....

○ Albtraum   ○ Fantasie   ○ Alltäglich   ○ Schlichtweg bizarr

Was hast du gefühlt?

○ Angst   ○ Frustration   ○ Verlust   ○ Wut
○ Freiheit   ○ Trauer   ○ Liebe   ○ Panik
○ Freude   ○ Paralyse   ○ Verwirrung   ○ Erregung
○ Überraschung   ○ Erniedrigung   ○ Verwundbarkeit   ○ _____

Hattest du zuvor schon diesen Traum?

○ Ja   ○ Nein   ○ Vielleicht   ○ Einmal war genug

Skizze

○ Genau gezeichnet   ○ Nah dran   ○ Sehr abstrakt   ○ Blödsinn

Reflexion & Interpretation

○ Traum verstanden   ○ Traum nicht verstanden   ○ Später prüfen

Was ist passiert?

Titel:

Datum:

....

....

....

....

....

....

....

....

....

....

....

....

....

....

....

....

....

....

- o Albtraum
- o Fantasie
- o Alltäglich
- o Schlichtweg bizarr

Was hast du gefühlt?

- o Angst
- o Freiheit
- o Freude
- o Überraschung
- o Frustration
- o Trauer
- o Paralyse
- o Erniedrigung
- o Verlust
- o Liebe
- o Verwirrung
- o Verwundbarkeit
- o Wut
- o Panik
- o Erregung
- o _____

Hattest du zuvor schon diesen Traum?

- o Ja
- o Nein
- o Vielleicht
- o Einmal war genug

Skizze

o Genau gezeichnet   o Nah dran   o Sehr abstrakt   o Blödsinn

Reflexion & Interpretation

o Traum verstanden   o Traum nicht verstanden   o Später prüfen

Was ist passiert?

Titel:

Datum:

....
....
....
....
....
....
....
....
....
....
....
....
....
....
....

- o Albtraum
- o Fantasie
- o Alltäglich
- o Schlichtweg bizarr

Was hast du gefühlt?

- o Angst
- o Freiheit
- o Freude
- o Überraschung

- o Frustration
- o Trauer
- o Paralyse
- o Erniedrigung

- o Verlust
- o Liebe
- o Verwirrung
- o Verwundbarkeit

- o Wut
- o Panik
- o Erregung
- o _____

Hattest du zuvor schon diesen Traum?

- o Ja
- o Nein
- o Vielleicht
- o Einmal war genug

Skizze

○ Genau gezeichnet   ○ Nah dran   ○ Sehr abstrakt   ○ Blödsinn

Reflexion & Interpretation

_____

_____

_____

_____

_____

_____

_____

_____

_____

_____

_____

_____

_____

_____

○ Traum verstanden   ○ Traum nicht verstanden   ○ Später prüfen

Was ist passiert?

Titel:
Datum:

....
....
....
....
....
....
....
....
....
....
....
....
....
....
....

○ Albtraum   ○ Fantasie   ○ Alltäglich   ○ Schlichtweg bizarr

Was hast du gefühlt?

○ Angst   ○ Frustration   ○ Verlust   ○ Wut
○ Freiheit   ○ Trauer   ○ Liebe   ○ Panik
○ Freude   ○ Paralyse   ○ Verwirrung   ○ Erregung
○ Überraschung   ○ Erniedrigung   ○ Verwundbarkeit   ○ _____

Hattest du zuvor schon diesen Traum?

○ Ja   ○ Nein   ○ Vielleicht   ○ Einmal war genug

Skizze

○ Genau gezeichnet   ○ Nah dran   ○ Sehr abstrakt   ○ Blödsinn

Reflexion & Interpretation

○ Traum verstanden   ○ Traum nicht verstanden   ○ Später prüfen

Was ist passiert?

Titel:	
Datum:	

....

....

....

....

....

....

....

....

....

....

....

....

....

....

- ○ Albtraum
- ○ Fantasie
- ○ Alltäglich
- ○ Schlichtweg bizarr

Was hast du gefühlt?

- ○ Angst
- ○ Frustration
- ○ Verlust
- ○ Wut
- ○ Freiheit
- ○ Trauer
- ○ Liebe
- ○ Panik
- ○ Freude
- ○ Paralyse
- ○ Verwirrung
- ○ Erregung
- ○ Überraschung
- ○ Erniedrigung
- ○ Verwundbarkeit
- ○ _____

Hattest du zuvor schon diesen Traum?

- ○ Ja
- ○ Nein
- ○ Vielleicht
- ○ Einmal war genug

Skizze

○ Genau gezeichnet   ○ Nah dran   ○ Sehr abstrakt   ○ Blödsinn

Reflexion & Interpretation

○ Traum verstanden   ○ Traum nicht verstanden   ○ Später prüfen

Was ist passiert?

Titel: _____

Datum: _____

....

....

....

....

....

....

....

....

....

....

....

....

....

....

....

....

- o Albtraum
- o Fantasie
- o Alltäglich
- o Schlichtweg bizarr

Was hast du gefühlt?

- o Angst
- o Frustration
- o Verlust
- o Wut
- o Freiheit
- o Trauer
- o Liebe
- o Panik
- o Freude
- o Paralyse
- o Verwirrung
- o Erregung
- o Überraschung
- o Erniedrigung
- o Verwundbarkeit
- o _____

Hattest du zuvor schon diesen Traum?

- o Ja
- o Nein
- o Vielleicht
- o Einmal war genug

Skizze

○ Genau gezeichnet   ○ Nah dran   ○ Sehr abstrakt   ○ Blödsinn

Reflexion & Interpretation

○ Traum verstanden   ○ Traum nicht verstanden   ○ Später prüfen

Was ist passiert?

| Titel: |
| Datum: |

....
....
....
....
....
....
....
....
....
....
....
....
....
....
....

o Albtraum   o Fantasie   o Alltäglich   o Schlichtweg bizarr

Was hast du gefühlt?

o Angst   o Frustration   o Verlust   o Wut
o Freiheit   o Trauer   o Liebe   o Panik
o Freude   o Paralyse   o Verwirrung   o Erregung
o Überraschung   o Erniedrigung   o Verwundbarkeit   o _____

Hattest du zuvor schon diesen Traum?

o Ja   o Nein   o Vielleicht   o Einmal war genug

Skizze

○ Genau gezeichnet   ○ Nah dran   ○ Sehr abstrakt   ○ Blödsinn

Reflexion & Interpretation

○ Traum verstanden   ○ Traum nicht verstanden   ○ Später prüfen

Was ist passiert?

Titel: _____
Datum: _____

....
....
....
....
....
....
....
....
....
....
....
....
....
....
....
....
....

○ Albtraum   ○ Fantasie   ○ Alltäglich   ○ Schlichtweg bizarr

Was hast du gefühlt?

○ Angst   ○ Frustration   ○ Verlust   ○ Wut
○ Freiheit   ○ Trauer   ○ Liebe   ○ Panik
○ Freude   ○ Paralyse   ○ Verwirrung   ○ Erregung
○ Überraschung   ○ Erniedrigung   ○ Verwundbarkeit   ○ _____

Hattest du zuvor schon diesen Traum?

○ Ja   ○ Nein   ○ Vielleicht   ○ Einmal war genug

Skizze

Reflexion & Interpretation

Was ist passiert?

Titel: _____

Datum: _____

....
....
....
....
....
....
....
....
....
....
....
....
....
....
....
....

- ○ Albtraum
- ○ Fantasie
- ○ Alltäglich
- ○ Schlichtweg bizarr

Was hast du gefühlt?

- ○ Angst
- ○ Frustration
- ○ Verlust
- ○ Wut
- ○ Freiheit
- ○ Trauer
- ○ Liebe
- ○ Panik
- ○ Freude
- ○ Paralyse
- ○ Verwirrung
- ○ Erregung
- ○ Überraschung
- ○ Erniedrigung
- ○ Verwundbarkeit
- ○ _____

Hattest du zuvor schon diesen Traum?

- ○ Ja
- ○ Nein
- ○ Vielleicht
- ○ Einmal war genug

Skizze

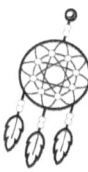

o Genau gezeichnet   o Nah dran   o Sehr abstrakt   o Blödsinn

Reflexion & Interpretation

o Traum verstanden   o Traum nicht verstanden   o Später prüfen

Was ist passiert?

Titel: ....
Datum: ....

....
....
....
....
....
....
....
....
....
....
....
....
....
....
....
....
....
....
....

○ Albtraum   ○ Fantasie   ○ Alltäglich   ○ Schlichtweg bizarr

Was hast du gefühlt?

○ Angst   ○ Frustration   ○ Verlust   ○ Wut
○ Freiheit   ○ Trauer   ○ Liebe   ○ Panik
○ Freude   ○ Paralyse   ○ Verwirrung   ○ Erregung
○ Überraschung   ○ Erniedrigung   ○ Verwundbarkeit   ○ _____

Hattest du zuvor schon diesen Traum?

○ Ja   ○ Nein   ○ Vielleicht   ○ Einmal war genug

Skizze

○ Genau gezeichnet   ○ Nah dran   ○ Sehr abstrakt   ○ Blödsinn

Reflexion & Interpretation

○ Traum verstanden   ○ Traum nicht verstanden   ○ Später prüfen

Was ist passiert?

Titel: _____

Datum: _____

....
....
....
....
....
....
....
....
....
....
....
....
....
....
....
....
....
....

o Albtraum   o Fantasie   o Alltäglich   o Schlichtweg bizarr

Was hast du gefühlt?

o Angst	o Frustration	o Verlust	o Wut
o Freiheit	o Trauer	o Liebe	o Panik
o Freude	o Paralyse	o Verwirrung	o Erregung
o Überraschung	o Erniedrigung	o Verwundbarkeit	o _____

Hattest du zuvor schon diesen Traum?

o Ja   o Nein   o Vielleicht   o Einmal war genug

Skizze

○ Genau gezeichnet   ○ Nah dran   ○ Sehr abstrakt   ○ Blödsinn

Reflexion & Interpretation

....

....

....

....

....

....

....

....

....

....

○ Traum verstanden   ○ Traum nicht verstanden   ○ Später prüfen

Was ist passiert?

Titel:
Datum:

....

....

....

....

....

....

....

....

....

....

....

....

....

....

....

o Albtraum   o Fantasie   o Alltäglich   o Schlichtweg bizarr

Was hast du gefühlt?

o Angst   o Frustration   o Verlust   o Wut
o Freiheit   o Trauer   o Liebe   o Panik
o Freude   o Paralyse   o Verwirrung   o Erregung
o Überraschung   o Erniedrigung   o Verwundbarkeit   o _____

Hattest du zuvor schon diesen Traum?

o Ja   o Nein   o Vielleicht   o Einmal war genug

Skizze

○ Genau gezeichnet ○ Nah dran ○ Sehr abstrakt ○ Blödsinn

Reflexion & Interpretation

○ Traum verstanden ○ Traum nicht verstanden ○ Später prüfen

Was ist passiert?

Titel:

Datum:

....
....
....
....
....
....
....
....
....
....
....
....
....
....
....

o Albtraum   o Fantasie   o Alltäglich   o Schlichtweg bizarr

Was hast du gefühlt?

o Angst   o Frustration   o Verlust   o Wut
o Freiheit   o Trauer   o Liebe   o Panik
o Freude   o Paralyse   o Verwirrung   o Erregung
o Überraschung o Erniedrigung o Verwundbarkeit o _____

Hattest du zuvor schon diesen Traum?

o Ja   o Nein   o Vielleicht   o Einmal war genug

Skizze

○ Genau gezeichnet   ○ Nah dran   ○ Sehr abstrakt   ○ Blödsinn

Reflexion & Interpretation

○ Traum verstanden   ○ Traum nicht verstanden   ○ Später prüfen

Was ist passiert?

Titel: ....

Datum: ....

....

....

....

....

....

....

....

....

....

....

....

....

....

....

....

- o Albtraum
- o Fantasie
- o Alltäglich
- o Schlichtweg bizarr

Was hast du gefühlt?

- o Angst
- o Freiheit
- o Freude
- o Überraschung

- o Frustration
- o Trauer
- o Paralyse
- o Erniedrigung

- o Verlust
- o Liebe
- o Verwirrung
- o Verwundbarkeit

- o Wut
- o Panik
- o Erregung
- o _____

Hattest du zuvor schon diesen Traum?

- o Ja
- o Nein
- o Vielleicht
- o Einmal war genug

Skizze

o Genau gezeichnet   o Nah dran   o Sehr abstrakt   o Blödsinn

Reflexion & Interpretation

o Traum verstanden   o Traum nicht verstanden   o Später prüfen

Was ist passiert?

Titel:

Datum:

....
....
....
....
....
....
....
....
....
....
....
....
....
....
....
....

o Albtraum   o Fantasie   o Alltäglich   o Schlichtweg bizarr

Was hast du gefühlt?

o Angst   o Frustration   o Verlust   o Wut
o Freiheit   o Trauer   o Liebe   o Panik
o Freude   o Paralyse   o Verwirrung   o Erregung
o Überraschung   o Erniedrigung   o Verwundbarkeit   o _____

Hattest du zuvor schon diesen Traum?

o Ja   o Nein   o Vielleicht   o Einmal war genug

Skizze

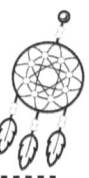

○ Genau gezeichnet ○ Nah dran ○ Sehr abstrakt ○ Blödsinn

Reflexion & Interpretation

_____

_____

_____

_____

_____

_____

_____

_____

_____

○ Traum verstanden ○ Traum nicht verstanden ○ Später prüfen

Was ist passiert?

Titel: ....

Datum: ....

....

....

....

....

....

....

....

....

....

....

....

....

....

....

....

....

....

| o Albtraum | o Fantasie | o Alltäglich | o Schlichtweg bizarr |

Was hast du gefühlt?

o Angst	o Frustration	o Verlust	o Wut
o Freiheit	o Trauer	o Liebe	o Panik
o Freude	o Paralyse	o Verwirrung	o Erregung
o Überraschung	o Erniedrigung	o Verwundbarkeit	o _____

Hattest du zuvor schon diesen Traum?

| o Ja | o Nein | o Vielleicht | o Einmal war genug |

Skizze

○ Genau gezeichnet   ○ Nah dran   ○ Sehr abstrakt   ○ Blödsinn

Reflexion & Interpretation

....
....
....
....
....
....
....
....
....

○ Traum verstanden   ○ Traum nicht verstanden   ○ Später prüfen

Was ist passiert?

Titel: _____

Datum: _____

....
....
....
....
....
....
....
....
....
....
....
....
....
....
....
....
....
....

o Albtraum   o Fantasie   o Alltäglich   o Schlichtweg bizarr

Was hast du gefühlt?

o Angst	o Frustration	o Verlust	o Wut
o Freiheit	o Trauer	o Liebe	o Panik
o Freude	o Paralyse	o Verwirrung	o Erregung
o Überraschung	o Erniedrigung	o Verwundbarkeit	o _____

Hattest du zuvor schon diesen Traum?

o Ja   o Nein   o Vielleicht   o Einmal war genug

Skizze

o Genau gezeichnet   o Nah dran   o Sehr abstrakt   o Blödsinn

Reflexion & Interpretation

o Traum verstanden   o Traum nicht verstanden   o Später prüfen

Was ist passiert?

Titel:

Datum:

....

....

....

....

....

....

....

....

....

....

....

....

....

....

....

....

....

o Albtraum   o Fantasie   o Alltäglich   o Schlichtweg bizarr

Was hast du gefühlt?

o Angst   o Frustration   o Verlust   o Wut
o Freiheit   o Trauer   o Liebe   o Panik
o Freude   o Paralyse   o Verwirrung   o Erregung
o Überraschung   o Erniedrigung   o Verwundbarkeit   o _____

Hattest du zuvor schon diesen Traum?

o Ja   o Nein   o Vielleicht   o Einmal war genug

Skizze

○ Genau gezeichnet   ○ Nah dran   ○ Sehr abstrakt   ○ Blödsinn

Reflexion & Interpretation

○ Traum verstanden   ○ Traum nicht verstanden   ○ Später prüfen

Was ist passiert?

Titel: ....

Datum: ....

....

....

....

....

....

....

....

....

....

....

....

....

....

....

....

....

....

o Albtraum   o Fantasie   o Alltäglich   o Schlichtweg bizarr

Was hast du gefühlt?

o Angst	o Frustration	o Verlust	o Wut
o Freiheit	o Trauer	o Liebe	o Panik
o Freude	o Paralyse	o Verwirrung	o Erregung
o Überraschung	o Erniedrigung	o Verwundbarkeit	o _____

Hattest du zuvor schon diesen Traum?

o Ja   o Nein   o Vielleicht   o Einmal war genug

Skizze

○ Genau gezeichnet   ○ Nah dran   ○ Sehr abstrakt   ○ Blödsinn

Reflexion & Interpretation

○ Traum verstanden   ○ Traum nicht verstanden   ○ Später prüfen

Was ist passiert?

Titel: ....

Datum: ....

....
....
....
....
....
....
....
....
....
....
....
....
....
....
....
....
....

o Albtraum   o Fantasie   o Alltäglich   o Schlichtweg bizarr

Was hast du gefühlt?

o Angst   o Frustration   o Verlust   o Wut
o Freiheit   o Trauer   o Liebe   o Panik
o Freude   o Paralyse   o Verwirrung   o Erregung
o Überraschung   o Erniedrigung   o Verwundbarkeit   o _____

Hattest du zuvor schon diesen Traum?

o Ja   o Nein   o Vielleicht   o Einmal war genug

Skizze

○ Genau gezeichnet   ○ Nah dran   ○ Sehr abstrakt   ○ Blödsinn

Reflexion & Interpretation

○ Traum verstanden   ○ Traum nicht verstanden   ○ Später prüfen

Was ist passiert?

| Titel: |
| Datum: |

....
....
....
....
....
....
....
....
....
....
....
....
....
....
....

o Albtraum   o Fantasie   o Alltäglich   o Schlichtweg bizarr

Was hast du gefühlt?

o Angst   o Frustration   o Verlust   o Wut
o Freiheit   o Trauer   o Liebe   o Panik
o Freude   o Paralyse   o Verwirrung   o Erregung
o Überraschung   o Erniedrigung   o Verwundbarkeit   o _____

Hattest du zuvor schon diesen Traum?

o Ja   o Nein   o Vielleicht   o Einmal war genug

Skizze

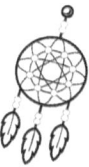

○ Genau gezeichnet   ○ Nah dran   ○ Sehr abstrakt   ○ Blödsinn

Reflexion & Interpretation

○ Traum verstanden   ○ Traum nicht verstanden   ○ Später prüfen

Was ist passiert?

Titel:
Datum:

....
....
....
....
....
....
....
....
....
....
....
....
....
....
....
....
....

o Albtraum   o Fantasie   o Alltäglich   o Schlichtweg bizarr

Was hast du gefühlt?

o Angst   o Frustration   o Verlust   o Wut
o Freiheit   o Trauer   o Liebe   o Panik
o Freude   o Paralyse   o Verwirrung   o Erregung
o Überraschung   o Erniedrigung   o Verwundbarkeit   o _____

Hattest du zuvor schon diesen Traum?

o Ja   o Nein   o Vielleicht   o Einmal war genug

Skizze

○ Genau gezeichnet   ○ Nah dran   ○ Sehr abstrakt   ○ Blödsinn

Reflexion & Interpretation

....

....

....

....

....

....

....

....

....

....

○ Traum verstanden   ○ Traum nicht verstanden   ○ Später prüfen

Was ist passiert?

Titel:
Datum:

....
....
....
....
....
....
....
....
....
....
....
....
....
....
....
....
....
....

o Albtraum   o Fantasie   o Alltäglich   o Schlichtweg bizarr

Was hast du gefühlt?

o Angst   o Frustration   o Verlust   o Wut
o Freiheit   o Trauer   o Liebe   o Panik
o Freude   o Paralyse   o Verwirrung   o Erregung
o Überraschung   o Erniedrigung   o Verwundbarkeit   o _____

Hattest du zuvor schon diesen Traum?

o Ja   o Nein   o Vielleicht   o Einmal war genug

Skizze

○ Genau gezeichnet   ○ Nah dran   ○ Sehr abstrakt   ○ Blödsinn

Reflexion & Interpretation

....

....

....

....

....

....

....

....

....

....

....

○ Traum verstanden   ○ Traum nicht verstanden   ○ Später prüfen

Was ist passiert?

| Titel: |
| Datum: |

....
....
....
....
....
....
....
....
....
....
....
....
....
....
....

o Albtraum   o Fantasie   o Alltäglich   o Schlichtweg bizarr

Was hast du gefühlt?

o Angst   o Frustration   o Verlust   o Wut
o Freiheit   o Trauer   o Liebe   o Panik
o Freude   o Paralyse   o Verwirrung   o Erregung
o Überraschung o Erniedrigung o Verwundbarkeit o _____

Hattest du zuvor schon diesen Traum?

o Ja   o Nein   o Vielleicht   o Einmal war genug

Skizze

○ Genau gezeichnet   ○ Nah dran   ○ Sehr abstrakt   ○ Blödsinn

Reflexion & Interpretation

○ Traum verstanden   ○ Traum nicht verstanden   ○ Später prüfen

Was ist passiert?

....

....

....

....

....

....

....

....

....

....

....

....

....

....

....

....

- o Albtraum
- o Fantasie
- o Alltäglich
- o Schlichtweg bizarr

Was hast du gefühlt?

- o Angst
- o Frustration
- o Verlust
- o Wut
- o Freiheit
- o Trauer
- o Liebe
- o Panik
- o Freude
- o Paralyse
- o Verwirrung
- o Erregung
- o Überraschung
- o Erniedrigung
- o Verwundbarkeit
- o _____

Hattest du zuvor schon diesen Traum?

- o Ja
- o Nein
- o Vielleicht
- o Einmal war genug

Skizze

○ Genau gezeichnet   ○ Nah dran   ○ Sehr abstrakt   ○ Blödsinn

Reflexion & Interpretation

○ Traum verstanden   ○ Traum nicht verstanden   ○ Später prüfen

Was ist passiert?

....

....

....

....

....

....

....

....

....

....

....

....

....

....

....

....

o Albtraum   o Fantasie   o Alltäglich   o Schlichtweg bizarr

Was hast du gefühlt?

o Angst   o Frustration   o Verlust   o Wut
o Freiheit   o Trauer   o Liebe   o Panik
o Freude   o Paralyse   o Verwirrung   o Erregung
o Überraschung   o Erniedrigung   o Verwundbarkeit   o _____

Hattest du zuvor schon diesen Traum?

o Ja   o Nein   o Vielleicht   o Einmal war genug

Skizze

○ Genau gezeichnet ○ Nah dran ○ Sehr abstrakt ○ Blödsinn

Reflexion & Interpretation

○ Traum verstanden ○ Traum nicht verstanden ○ Später prüfen

Was ist passiert?

Titel:
Datum:

....

....

....

....

....

....

....

....

....

....

....

....

....

....

....

....

....

o Albtraum   o Fantasie   o Alltäglich   o Schlichtweg bizarr

Was hast du gefühlt?

o Angst	o Frustration	o Verlust	o Wut
o Freiheit	o Trauer	o Liebe	o Panik
o Freude	o Paralyse	o Verwirrung	o Erregung
o Überraschung	o Erniedrigung	o Verwundbarkeit	o _____

Hattest du zuvor schon diesen Traum?

o Ja   o Nein   o Vielleicht   o Einmal war genug

Skizze

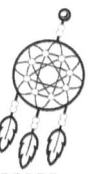

○ Genau gezeichnet   ○ Nah dran   ○ Sehr abstrakt   ○ Blödsinn

Reflexion & Interpretation

○ Traum verstanden   ○ Traum nicht verstanden   ○ Später prüfen

Was ist passiert?

....

....

....

....

....

....

....

....

....

....

....

....

....

....

....

....

....

o Albtraum   o Fantasie   o Alltäglich   o Schlichtweg bizarr

Was hast du gefühlt?

o Angst	o Frustration	o Verlust	o Wut
o Freiheit	o Trauer	o Liebe	o Panik
o Freude	o Paralyse	o Verwirrung	o Erregung
o Überraschung	o Erniedrigung	o Verwundbarkeit	o _____

Hattest du zuvor schon diesen Traum?

o Ja   o Nein   o Vielleicht   o Einmal war genug

Skizze

○ Genau gezeichnet   ○ Nah dran   ○ Sehr abstrakt   ○ Blödsinn

Reflexion & Interpretation

○ Traum verstanden   ○ Traum nicht verstanden   ○ Später prüfen

Was ist passiert?

....
....
....
....
....
....
....
....
....
....
....
....
....
....
....
....

- ○ Albtraum
- ○ Fantasie
- ○ Alltäglich
- ○ Schlichtweg bizarr

Was hast du gefühlt?

- ○ Angst
- ○ Frustration
- ○ Verlust
- ○ Wut
- ○ Freiheit
- ○ Trauer
- ○ Liebe
- ○ Panik
- ○ Freude
- ○ Paralyse
- ○ Verwirrung
- ○ Erregung
- ○ Überraschung
- ○ Erniedrigung
- ○ Verwundbarkeit
- ○ _____

Hattest du zuvor schon diesen Traum?

- ○ Ja
- ○ Nein
- ○ Vielleicht
- ○ Einmal war genug

Skizze

○ Genau gezeichnet   ○ Nah dran   ○ Sehr abstrakt   ○ Blödsinn

Reflexion & Interpretation

○ Traum verstanden   ○ Traum nicht verstanden   ○ Später prüfen

Was ist passiert?

Titel: _____

Datum: _____

....

....

....

....

....

....

....

....

....

....

....

....

....

....

....

....

o Albtraum   o Fantasie   o Alltäglich   o Schlichtweg bizarr

Was hast du gefühlt?

o Angst	o Frustration	o Verlust	o Wut
o Freiheit	o Trauer	o Liebe	o Panik
o Freude	o Paralyse	o Verwirrung	o Erregung
o Überraschung	o Erniedrigung	o Verwundbarkeit	o _____

Hattest du zuvor schon diesen Traum?

o Ja   o Nein   o Vielleicht   o Einmal war genug

Skizze

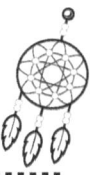

○ Genau gezeichnet   ○ Nah dran   ○ Sehr abstrakt   ○ Blödsinn

Reflexion & Interpretation

○ Traum verstanden   ○ Traum nicht verstanden   ○ Später prüfen

Was ist passiert?

| Titel: |
| Datum: |

....
....
....
....
....
....
....
....
....
....
....
....
....
....
....

○ Albtraum   ○ Fantasie   ○ Alltäglich   ○ Schlichtweg bizarr

Was hast du gefühlt?

○ Angst   ○ Frustration   ○ Verlust   ○ Wut
○ Freiheit   ○ Trauer   ○ Liebe   ○ Panik
○ Freude   ○ Paralyse   ○ Verwirrung   ○ Erregung
○ Überraschung   ○ Erniedrigung   ○ Verwundbarkeit   ○ _____

Hattest du zuvor schon diesen Traum?

○ Ja   ○ Nein   ○ Vielleicht   ○ Einmal war genug

Skizze

○ Genau gezeichnet ○ Nah dran ○ Sehr abstrakt ○ Blödsinn

Reflexion & Interpretation

○ Traum verstanden ○ Traum nicht verstanden ○ Später prüfen

Was ist passiert?

Titel: _____

Datum: _____

....

....

....

....

....

....

....

....

....

....

....

....

....

....

....

....

....

○ Albtraum   ○ Fantasie   ○ Alltäglich   ○ Schlichtweg bizarr

Was hast du gefühlt?

○ Angst   ○ Frustration   ○ Verlust   ○ Wut
○ Freiheit   ○ Trauer   ○ Liebe   ○ Panik
○ Freude   ○ Paralyse   ○ Verwirrung   ○ Erregung
○ Überraschung   ○ Erniedrigung   ○ Verwundbarkeit   ○ _____

Hattest du zuvor schon diesen Traum?

○ Ja   ○ Nein   ○ Vielleicht   ○ Einmal war genug

Skizze

○ Genau gezeichnet   ○ Nah dran   ○ Sehr abstrakt   ○ Blödsinn

Reflexion & Interpretation

○ Traum verstanden   ○ Traum nicht verstanden   ○ Später prüfen

Was ist passiert?

Titel:

Datum:

....

....

....

....

....

....

....

....

....

....

....

....

....

....

....

....

o Albtraum   o Fantasie   o Alltäglich   o Schlichtweg bizarr

Was hast du gefühlt?

o Angst   o Frustration   o Verlust   o Wut
o Freiheit   o Trauer   o Liebe   o Panik
o Freude   o Paralyse   o Verwirrung   o Erregung
o Überraschung   o Erniedrigung   o Verwundbarkeit o _____

Hattest du zuvor schon diesen Traum?

o Ja   o Nein   o Vielleicht   o Einmal war genug

Skizze

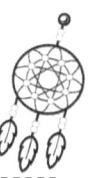

○ Genau gezeichnet   ○ Nah dran   ○ Sehr abstrakt   ○ Blödsinn

Reflexion & Interpretation

○ Traum verstanden   ○ Traum nicht verstanden   ○ Später prüfen

Was ist passiert?

Titel: ....

Datum: ....

....

....

....

....

....

....

....

....

....

....

....

....

....

....

....

....

o Albtraum   o Fantasie   o Alltäglich   o Schlichtweg bizarr

Was hast du gefühlt?

o Angst   o Frustration   o Verlust   o Wut
o Freiheit   o Trauer   o Liebe   o Panik
o Freude   o Paralyse   o Verwirrung   o Erregung
o Überraschung o Erniedrigung   o Verwundbarkeit   o _____

Hattest du zuvor schon diesen Traum?

o Ja   o Nein   o Vielleicht   o Einmal war genug

Skizze

○ Genau gezeichnet   ○ Nah dran   ○ Sehr abstrakt   ○ Blödsinn

Reflexion & Interpretation

○ Traum verstanden   ○ Traum nicht verstanden   ○ Später prüfen

Was ist passiert?

| Titel: |
| Datum: |

....
....
....
....
....
....
....
....
....
....
....
....
....
....

- ○ Albtraum
- ○ Fantasie
- ○ Alltäglich
- ○ Schlichtweg bizarr

Was hast du gefühlt?

- ○ Angst
- ○ Frustration
- ○ Verlust
- ○ Wut
- ○ Freiheit
- ○ Trauer
- ○ Liebe
- ○ Panik
- ○ Freude
- ○ Paralyse
- ○ Verwirrung
- ○ Erregung
- ○ Überraschung
- ○ Erniedrigung
- ○ Verwundbarkeit
- ○ _____

Hattest du zuvor schon diesen Traum?

- ○ Ja
- ○ Nein
- ○ Vielleicht
- ○ Einmal war genug

Skizze

○ Genau gezeichnet   ○ Nah dran   ○ Sehr abstrakt   ○ Blödsinn

Reflexion & Interpretation

○ Traum verstanden   ○ Traum nicht verstanden   ○ Später prüfen

Was ist passiert?

Titel: _____

Datum: _____

....

....

....

....

....

....

....

....

....

....

....

....

....

....

....

....

o Albtraum   o Fantasie   o Alltäglich   o Schlichtweg bizarr

Was hast du gefühlt?

o Angst   o Frustration   o Verlust   o Wut
o Freiheit   o Trauer   o Liebe   o Panik
o Freude   o Paralyse   o Verwirrung   o Erregung
o Überraschung   o Erniedrigung   o Verwundbarkeit   o _____

Hattest du zuvor schon diesen Traum?

o Ja   o Nein   o Vielleicht   o Einmal war genug

Skizze

o Genau gezeichnet   o Nah dran   o Sehr abstrakt   o Blödsinn

Reflexion & Interpretation

o Traum verstanden   o Traum nicht verstanden   o Später prüfen

Was ist passiert?

Titel: _____

Datum: _____

....
....
....
....
....
....
....
....
....
....
....
....
....
....
....
....
....
....

o Albtraum   o Fantasie   o Alltäglich   o Schlichtweg bizarr

Was hast du gefühlt?

o Angst   o Frustration   o Verlust   o Wut
o Freiheit   o Trauer   o Liebe   o Panik
o Freude   o Paralyse   o Verwirrung   o Erregung
o Überraschung   o Erniedrigung   o Verwundbarkeit   o _____

Hattest du zuvor schon diesen Traum?

o Ja   o Nein   o Vielleicht   o Einmal war genug

Skizze

○ Genau gezeichnet   ○ Nah dran   ○ Sehr abstrakt   ○ Blödsinn

Reflexion & Interpretation

○ Traum verstanden   ○ Traum nicht verstanden   ○ Später prüfen

Was ist passiert?

Titel: _____

Datum: _____

....
....
....
....
....
....
....
....
....
....
....
....
....
....
....
....

o Albtraum   o Fantasie   o Alltäglich   o Schlichtweg bizarr

Was hast du gefühlt?

o Angst   o Frustration   o Verlust   o Wut
o Freiheit   o Trauer   o Liebe   o Panik
o Freude   o Paralyse   o Verwirrung   o Erregung
o Überraschung   o Erniedrigung   o Verwundbarkeit   o _____

Hattest du zuvor schon diesen Traum?

o Ja   o Nein   o Vielleicht   o Einmal war genug

Skizze

○ Genau gezeichnet ○ Nah dran ○ Sehr abstrakt ○ Blödsinn

Reflexion & Interpretation

○ Traum verstanden ○ Traum nicht verstanden ○ Später prüfen

Was ist passiert?

Titel: _____
Datum: _____

....
....
....
....
....
....
....
....
....
....
....
....
....
....

- ○ Albtraum
- ○ Fantasie
- ○ Alltäglich
- ○ Schlichtweg bizarr

Was hast du gefühlt?

- ○ Angst
- ○ Frustration
- ○ Verlust
- ○ Wut
- ○ Freiheit
- ○ Trauer
- ○ Liebe
- ○ Panik
- ○ Freude
- ○ Paralyse
- ○ Verwirrung
- ○ Erregung
- ○ Überraschung
- ○ Erniedrigung
- ○ Verwundbarkeit
- ○ _____

Hattest du zuvor schon diesen Traum?

- ○ Ja
- ○ Nein
- ○ Vielleicht
- ○ Einmal war genug

Skizze

○ Genau gezeichnet ○ Nah dran ○ Sehr abstrakt ○ Blödsinn

Reflexion & Interpretation

○ Traum verstanden ○ Traum nicht verstanden ○ Später prüfen

Was ist passiert?

Titel:
Datum:

....
....
....
....
....
....
....
....
....
....
....
....
....
....

o Albtraum   o Fantasie   o Alltäglich   o Schlichtweg bizarr

Was hast du gefühlt?

o Angst   o Frustration   o Verlust   o Wut
o Freiheit   o Trauer   o Liebe   o Panik
o Freude   o Paralyse   o Verwirrung   o Erregung
o Überraschung   o Erniedrigung   o Verwundbarkeit   o _____

Hattest du zuvor schon diesen Traum?

o Ja   o Nein   o Vielleicht   o Einmal war genug

Skizze

○ Genau gezeichnet   ○ Nah dran   ○ Sehr abstrakt   ○ Blödsinn

Reflexion & Interpretation

○ Traum verstanden   ○ Traum nicht verstanden   ○ Später prüfen

Was ist passiert?

Titel: _____

Datum: _____

....
....
....
....
....
....
....
....
....
....
....
....
....
....
....
....

○ Albtraum ○ Fantasie ○ Alltäglich ○ Schlichtweg bizarr

Was hast du gefühlt?

○ Angst   ○ Frustration   ○ Verlust   ○ Wut
○ Freiheit   ○ Trauer   ○ Liebe   ○ Panik
○ Freude   ○ Paralyse   ○ Verwirrung   ○ Erregung
○ Überraschung ○ Erniedrigung ○ Verwundbarkeit   ○ _____

Hattest du zuvor schon diesen Traum?

○ Ja ○ Nein ○ Vielleicht ○ Einmal war genug

Skizze

o Genau gezeichnet   o Nah dran   o Sehr abstrakt   o Blödsinn

Reflexion & Interpretation

o Traum verstanden   o Traum nicht verstanden   o Später prüfen

Was ist passiert?

Titel: _____

Datum: _____

....
....
....
....
....
....
....
....
....
....
....
....
....
....
....
....
....
....

○ Albtraum   ○ Fantasie   ○ Alltäglich   ○ Schlichtweg bizarr

Was hast du gefühlt?

○ Angst   ○ Frustration   ○ Verlust   ○ Wut
○ Freiheit   ○ Trauer   ○ Liebe   ○ Panik
○ Freude   ○ Paralyse   ○ Verwirrung   ○ Erregung
○ Überraschung   ○ Erniedrigung   ○ Verwundbarkeit   ○ _____

Hattest du zuvor schon diesen Traum?

○ Ja   ○ Nein   ○ Vielleicht   ○ Einmal war genug

Skizze

○ Genau gezeichnet　　　○ Nah dran　　　○ Sehr abstrakt　　　○ Blödsinn

Reflexion & Interpretation

○ Traum verstanden　　　○ Traum nicht verstanden　　　○ Später prüfen

Was ist passiert?

....
....
....
....
....
....
....
....
....
....
....
....
....
....
....

- ○ Albtraum   ○ Fantasie   ○ Alltäglich   ○ Schlichtweg bizarr

Was hast du gefühlt?

- ○ Angst   ○ Frustration   ○ Verlust   ○ Wut
- ○ Freiheit   ○ Trauer   ○ Liebe   ○ Panik
- ○ Freude   ○ Paralyse   ○ Verwirrung   ○ Erregung
- ○ Überraschung ○ Erniedrigung   ○ Verwundbarkeit   ○ _____

Hattest du zuvor schon diesen Traum?

- ○ Ja   ○ Nein   ○ Vielleicht   ○ Einmal war genug

Skizze

○ Genau gezeichnet   ○ Nah dran   ○ Sehr abstrakt   ○ Blödsinn

Reflexion & Interpretation

○ Traum verstanden   ○ Traum nicht verstanden   ○ Später prüfen

Was ist passiert?

Titel: _____

Datum: _____

....
....
....
....
....
....
....
....
....
....
....
....
....
....
....
....

o Albtraum   o Fantasie   o Alltäglich   o Schlichtweg bizarr

Was hast du gefühlt?

o Angst   o Frustration   o Verlust   o Wut
o Freiheit   o Trauer   o Liebe   o Panik
o Freude   o Paralyse   o Verwirrung   o Erregung
o Überraschung   o Erniedrigung   o Verwundbarkeit   o _____

Hattest du zuvor schon diesen Traum?

o Ja   o Nein   o Vielleicht   o Einmal war genug

Skizze

○ Genau gezeichnet   ○ Nah dran   ○ Sehr abstrakt   ○ Blödsinn

Reflexion & Interpretation

....

....

....

....

....

....

....

....

....

....

....

○ Traum verstanden   ○ Traum nicht verstanden   ○ Später prüfen

Was ist passiert?

Titel: _____

Datum: _____

....
....
....
....
....
....
....
....
....
....
....
....
....
....
....

- ○ Albtraum
- ○ Fantasie
- ○ Alltäglich
- ○ Schlichtweg bizarr

Was hast du gefühlt?

- ○ Angst
- ○ Frustration
- ○ Verlust
- ○ Wut
- ○ Freiheit
- ○ Trauer
- ○ Liebe
- ○ Panik
- ○ Freude
- ○ Paralyse
- ○ Verwirrung
- ○ Erregung
- ○ Überraschung
- ○ Erniedrigung
- ○ Verwundbarkeit
- ○ _____

Hattest du zuvor schon diesen Traum?

- ○ Ja
- ○ Nein
- ○ Vielleicht
- ○ Einmal war genug

Skizze

○ Genau gezeichnet   ○ Nah dran   ○ Sehr abstrakt   ○ Blödsinn

Reflexion & Interpretation

○ Traum verstanden   ○ Traum nicht verstanden   ○ Später prüfen

Was ist passiert?

| Titel: |
| Datum: |

....
....
....
....
....
....
....
....
....
....
....
....
....
....
....
....
....

o Albtraum   o Fantasie   o Alltäglich   o Schlichtweg bizarr

Was hast du gefühlt?

o Angst   o Frustration   o Verlust   o Wut
o Freiheit   o Trauer   o Liebe   o Panik
o Freude   o Paralyse   o Verwirrung   o Erregung
o Überraschung   o Erniedrigung   o Verwundbarkeit   o _____

Hattest du zuvor schon diesen Traum?

o Ja   o Nein   o Vielleicht   o Einmal war genug

Skizze

○ Genau gezeichnet   ○ Nah dran   ○ Sehr abstrakt   ○ Blödsinn

Reflexion & Interpretation

○ Traum verstanden   ○ Traum nicht verstanden   ○ Später prüfen

Was ist passiert?

....
....
....
....
....
....
....
....
....
....
....
....
....
....
....
....
....

- o Albtraum
- o Fantasie
- o Alltäglich
- o Schlichtweg bizarr

Was hast du gefühlt?

- o Angst
- o Frustration
- o Verlust
- o Wut
- o Freiheit
- o Trauer
- o Liebe
- o Panik
- o Freude
- o Paralyse
- o Verwirrung
- o Erregung
- o Überraschung
- o Erniedrigung
- o Verwundbarkeit
- o _____

Hattest du zuvor schon diesen Traum?

- o Ja
- o Nein
- o Vielleicht
- o Einmal war genug

Skizze

○ Genau gezeichnet   ○ Nah dran   ○ Sehr abstrakt   ○ Blödsinn

Reflexion & Interpretation

○ Traum verstanden   ○ Traum nicht verstanden   ○ Später prüfen

Was ist passiert?

Titel: _____
Datum: _____

....
....
....
....
....
....
....
....
....
....
....
....
....
....
....
....

- ○ Albtraum
- ○ Fantasie
- ○ Alltäglich
- ○ Schlichtweg bizarr

Was hast du gefühlt?

- ○ Angst
- ○ Frustration
- ○ Verlust
- ○ Wut
- ○ Freiheit
- ○ Trauer
- ○ Liebe
- ○ Panik
- ○ Freude
- ○ Paralyse
- ○ Verwirrung
- ○ Erregung
- ○ Überraschung
- ○ Erniedrigung
- ○ Verwundbarkeit
- ○ _____

Hattest du zuvor schon diesen Traum?

- ○ Ja
- ○ Nein
- ○ Vielleicht
- ○ Einmal war genug

Skizze

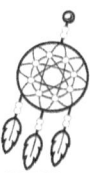

○ Genau gezeichnet   ○ Nah dran   ○ Sehr abstrakt   ○ Blödsinn

Reflexion & Interpretation

○ Traum verstanden   ○ Traum nicht verstanden   ○ Später prüfen

Was ist passiert?

| Titel: |
| Datum: |

....
....
....
....
....
....
....
....
....
....
....
....
....
....
....
....
....

o Albtraum   o Fantasie   o Alltäglich   o Schlichtweg bizarr

Was hast du gefühlt?

o Angst   o Frustration   o Verlust   o Wut
o Freiheit   o Trauer   o Liebe   o Panik
o Freude   o Paralyse   o Verwirrung   o Erregung
o Überraschung   o Erniedrigung   o Verwundbarkeit   o _____

Hattest du zuvor schon diesen Traum?

o Ja   o Nein   o Vielleicht   o Einmal war genug

Skizze

○ Genau gezeichnet   ○ Nah dran   ○ Sehr abstrakt   ○ Blödsinn

Reflexion & Interpretation

....
....
....
....
....
....
....
....
....
....

○ Traum verstanden   ○ Traum nicht verstanden   ○ Später prüfen

117

Was ist passiert?

Titel: \
Datum:

....

....

....

....

....

....

....

....

....

....

....

....

....

....

....

....

○ Albtraum	○ Fantasie	○ Alltäglich	○ Schlichtweg bizarr

Was hast du gefühlt?

○ Angst	○ Frustration	○ Verlust	○ Wut
○ Freiheit	○ Trauer	○ Liebe	○ Panik
○ Freude	○ Paralyse	○ Verwirrung	○ Erregung
○ Überraschung	○ Erniedrigung	○ Verwundbarkeit	○ _____

Hattest du zuvor schon diesen Traum?

○ Ja	○ Nein	○ Vielleicht	○ Einmal war genug

Skizze

○ Genau gezeichnet   ○ Nah dran   ○ Sehr abstrakt   ○ Blödsinn

Reflexion & Interpretation

○ Traum verstanden   ○ Traum nicht verstanden   ○ Später prüfen

Impressum

Michael Seidou
MJ Seerot
Fichtelbachstraße 18d
86153 Augsburg

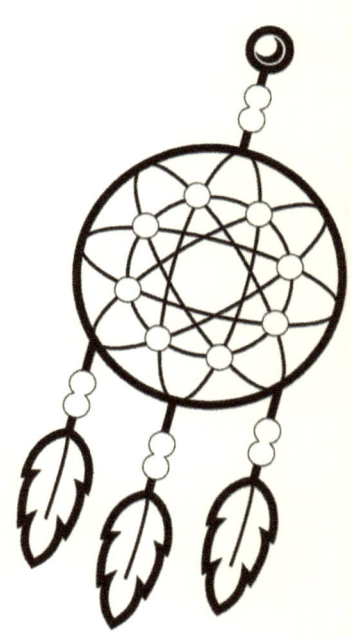

www.ingramcontent.com/pod-product-compliance
Lightning Source LLC
Chambersburg PA
CBHW020323290526
45785CB00007B/2902